Docteur Joseph AZAÏS

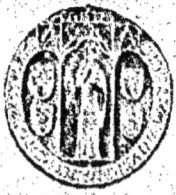

Contribution à l'étude clinique

des Tumeurs

du Cervelet

MONTPELLIER

GUSTAVE FIRMIN ET MONTANE.

CONTRIBUTION A L'ETUDE CLINIQUE

DES

TUMEURS DU CERVELET

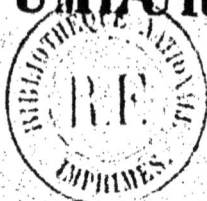

PAR

Joseph AZAÏS

DOCTEUR EN MÉDECINE

EX-INTERNE DES HÔPITAUX D'AVIGNON (Concours des 5 et 6 octobre 1898

EX-PROFESSEUR ADJOINT A LA MATERNITÉ (1900)

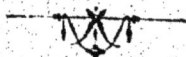

MONTPELLIER

G. FIRMIN et MONTANE, IMPRIMEURS DE L'UNIVERSITÉ

Rue Ferdinand-Fabre et Quai du Verdanson

1901

A MON PÈRE, A MA MÈRE

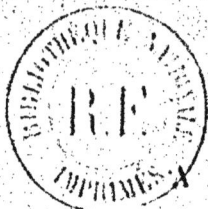

A MON FRÈRE

A MON GRAND-PÈRE

A MA GRAND'MÈRE

A MES TANTES

J. AZAÏS.

A mon Président de Thèse

M. le Professeur GRANEL

J. AZAÏS.

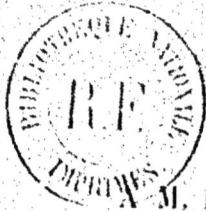

A M. LE DOCTEUR BLANC

MÉDECIN EN CHEF DES HÔPITAUX D'AVIGNON

Faible témoignage de reconnaissance.

J. AZAÏS.

A mes Collègues et Amis d'Internat

MM. PASCAL, DEL PELLEGRINO, BEC
MASSÉ, BÉVERINI

J. AZAÏS.

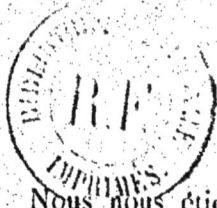

Nous nous étions proposé de présenter, comme travail inaugural, une étude d'ensemble sur les tumeurs du cervelet, mais les nécessités de l'heure présente nous obligent à réduire notre tâche et à n'envisager les tumeurs du cervelet qu'au point de vue clinique. Sans nous dissimuler les difficultés du sujet, nous essayons, dans une première partie, de préciser la localisation de la lésion, envisageant successivement les cas larvés, les cas avec groupement symptomatique cérébelleux, enfin les cas indéterminés où dominent les faits de compression.

Un second chapitre est réservé à la détermination du siège de la lésion; enfin, dans une troisième partie, nous essayerons de préciser la nature de la lésion, condition nécessaire pour que le diagnostic soit complet.

Telles sont les idées qui nous ont guidé dans l'ordonnance de ce modeste travail. Puissent nos efforts nous tenir lieu de mérite et nous permettre d'espérer l'indulgence de nos Maîtres.

Mais, avant d'aborder notre sujet, il est d'usage d'adresser un public hommage de reconnaissance à ceux qui, de près ou de loin, nous ont guidés vers la pratique médicale. C'est avec un véritable sentiment de satisfaction que nous nous plions aux exigences de cette tradition qui, par-delà les ans et les âges, unit élèves et maîtres dans un même sentiment d'affection et d'estime réciproque.

Nous n'aurions garde d'oublier nos Maîtres de l'Ecole de Montpellier ; c'est à eux, en effet, que revient la plus large part de notre reconnaissance. Que M. le professeur Granel reçoive ici un public hommage de notre respectueuse sympathie pour la sollicitude, les encouragements qu'il n'a cessé de nous prodiguer et pour le très grand honneur qu'il nous fait en acceptant la présidence de notre thèse.

Nous ne pouvons oublier de même la dette de reconnaissance que nous avons contractée vis-à-vis de MM. Mouret et Vires, professeurs-agrégés : qu'ils en acceptent ici l'expression bien sincère.

Interne, durant trois ans, des Hôpitaux d'Avignon, nous n'avons eu qu'à nous louer de la bienveillance et de la sympathie que nous avons eu l'honneur de rencontrer dans le corps médical. Aussi est-ce avec une indicible tristesse que nous voyons arriver le moment où les exigences de la vie vont nous séparer d'eux. Du moins garderons-nous précieusement leur souvenir et conserverons-nous souvenance de leurs enseignements et de leurs leçons. Aussi prions-nous MM. les docteurs Pamard, Carre, Cassin, chirurgiens en chef ; MM. Blanc, Lugan, Vincenti, médecins en chef ; MM. Clément et Durbesson, chirurgiens-adjoints ; M. Brunswick, médecin-adjoint ; M. le médecin-major Gouëll, de vouloir bien accepter l'assurance de notre sincère gratitude.

CONTRIBUTION A L'ÉTUDE CLINIQUE

DES

TUMEURS DU CERVELET

INTRODUCTION

ANATOMIE (1) ET PHYSIOLOGIE DU CERVELET

Le cervelet, organe impair et symétrique, n'arrive à
son plus haut développement que dans l'ordre des prima-
tes et en particulier chez l'homme, où il comprend deux
parties latérales, ou hémisphères cérébelleux, et un lobe
médian. Dépendance de la masse encéphalique, il occupe
la partie postérieure et inférieure de la cavité crânienne.

Au point de vue anatomique, le cervelet est formé d'un
manteau de substance grise continu à lui-même sur toute
la surface de l'organe; il s'interrompt cependant à la partie
antérieure pour donner passage aux pédoncules. Histologiquement, il est constitué par la couche moléculaire (2),

---

(1) Testut. — *Traité d'anatomie humaine*, t. II, 1 fasc., p. 437.
(2) Ramon y Cajal. — *Journ. d'Anat.*, 1889.

les cellules de Purkinje (1) et la couche granuleuse. Sous
ce revêtement, nous trouvons la substance blanche, formée
de fibres intrinsèques (fibres commissurales ; fibres cor-
tico-nucléaires) et de fibres extrinsèques (fibres des pédoncules); enfin, disséminés dans son intérieur, les noyaux gris
centraux (noyaux dentelés, noyaux du toit).

Le cervelet entre en relation avec les autres parties de
l'axe cérébro-spinal par ses pédoncules.

a) *Pédoncule cérébelleux inférieur.* — Conduit au cervelet les impressions sensitives (tactiles et musculaires) :
plusieurs faisceaux concourent à le former; les plus impor-
tants sont :

Faisceau cérébelleux direct, origine colonne de Clarke,
terminaison dans le vermis ;

Fibres venues du noyau de Goll et de Burdach ;

Fibres du faisceau cérébelleux olivaire ;

Fibres du faisceau sensoriel cérébelleux, origine noyaux
du trijumeau, de l'auditif, du glosso-pharyngien, du pneu-
mogastrique, se terminant au niveau des noyaux du toit.
A côté de ces fibres ascendantes, le pédoncule cérébelleux
inférieur contient des fibres descendantes, conduisant
aux cellules motrices de la moelle les excitations motrices;
fibres de Marchi (2), fibres cérébello-spinales de Van
Géhuchelen.

b) *Pédoncule cérébelleux moyen.* — A côté des fibres
descendantes (orig. cellules de Purkinje, term. fibres inter-

---

(1) Purkinje. — 1837.
(2) Marchi. — *Archiv. Ital. de Biologie,* 1886

cérébelleuses, noyaux gris de la protubérance), nous rencontrons des fibres ascendantes (Cajal), voies de conduction motrice.

c) *Pédoncule cérébelleux supérieur.* — Orig.: écorce, noyau dentelé, noyau du toit; term.: noyau rouge de la calotte en relation avec la couche optique, d'autre part avec l'écorce cérébrale. Voie de conduction motrice qui met en communication directe le cervelet inconscient et l'hémisphère cérébral « grand cerveau qui aperçoit toutes les sensations » (1).

Les données modernes de l'anatomie ont très peu éclairci la physiologie du cervelet. Sans remonter aux théories de Wilis, de Gall, de Rolando, les troubles moteurs signalés par Flourens ont été diversement interprétés. Leyen les considère comme des phénomènes d'entrainement. Luciani (2), Russel (3), Gowers (4), Betcherew (5), soutiennent des opinions plus ou moins contradictoires. Il résulte cependant que tous ces auteurs accordent au cervelet une action sur le système musculaire: pour les uns, en réglant la tonicité; pour les autres, en coordonnant les mouvements. Donc, d'après ce qui précède, la fonction d'équilibre est due à une série de contractions musculaires inconscientes commandées par le cervelet; voilà ce que nous apprend d'ailleurs la clinique.

---

(1) Brissaud. — *Leçons cliniques*, p. 286.
(2) Luciani. — *Rivista sper. di med. leg.*, nos 1, 2, 1886.
(3) Russel. — *Association méd. britannique*, 1893.
(4) Gowers. — *Neurolog. Centralblatt*, 1890.
(5) Betcherew. — *Neurolog. Centralblatt*, 1890

En résumé, le cervelet est une pièce importante de l'appareil locomoteur, c'est le centre de l'équilibre, fonction à laquelle concourent aussi les corps opto-striés, la protubérance et le bulbe (1).

_____

(1) Poincaré. — *Système nerveux central,* 1877.

CHAPITRE PREMIER

LOCALISATION DE LA LÉSION CÉRÉBELLEUSE

Brissaud, dans ses *Leçons cliniques*, s'exprime ainsi à propos des lésions cérébelleuses : « Un pareil diagnostic présente toujours des difficultés sérieuses, alors même que se trouve réuni le groupement symptomatique le plus caractérisé ».

L'exactitude de cette appréciation est d'autant plus vérifiée que, dans certains cas, rien ne peut appeler l'attention de l'observateur du côté du cervelet. Sans parler de certaines observations où une tumeur du cervelet est trouvaille d'autopsie, il en est d'autres qui évoluent sournoisement, sans cela perdre de leur malignité. Andral, dans ses *Leçons cliniques*, cite le cas d'un garçon de 10 ans dont l'hémisphère cérébelleux gauche renfermait quatre noyaux tuberculeux : il n'y avait aucun symptôme. Nothnagel cite un fait analogue : Ebstein a signalé un ostéome qui avait 15 millimètres n'ayant causé aucun trouble. A côté de ces faits, en somme bénins, puisqu'ils n'ont donné lieu à aucun symptôme et n'ont nullement atteint les fonctions compatibles avec la vie, il est des cas où l'existence a été rapidement compromise. C'est un cas analogue qu'il nous a été donné d'observer.

OBSERVATION PREMIÈRE

(Inédite)

Le 2 septembre 1899, entre à l'hôpital Sainte-Marthe la nommée Louise M..., 20 ans, domestique.

Cette jeune fille, originaire du Tarn, placée à Avignon, depuis environ 10 mois, comme domestique dans une buvette, présente un aspect robuste et vigoureux ; d'ailleurs, n'a jamais été malade, a deux frères bien portants, rien dans ses antécédents héréditaires. A son entrée, elle accuse une céphalée très intense, paroxystique, avec localisation à la nuque ; de plus, elle se plaint d'une constipation opiniâtre.

A l'examen, on constate de l'inégalité pupillaire, la pupille ne réagit pas à la lumière, surtout à droite ; enfin, diminution de l'acuité et du champ visuel.

Rien du côté de l'appareil auditif, n'a jamais eu le moindre écoulement, elle est très affirmative à cet égard.

Hyperesthésie générale, le moindre frôlement est sujet de douleur ; le poids seul du drap de lit incommode la malade. La sensibilité pharyngienne est abolie ainsi que celle de la sclérotique.

Elle grince continuellement des dents, la langue est sale, pas de température ; rien au cœur, ni aux poumons.

Les vomissements apparaissent dans la nuit qui suit l'entrée.

En présence de cet état, on pense à une méningite tuberculeuse et l'on prescrit : calomel, bains de pieds sinapisés, potion de Rivière, tisane de champagne et lait.

Jusqu'au 8 septembre, l'état général paraît amélioré, les douleurs à la nuque ne reviennent que par crises, surtout le soir et durant la nuit. Constipation persiste, pas de température. Elle présente, en outre, quelques zones spasmogènes — ovaire droit — de l'excitation et de la volubilité. Pointes de feu à la nuque, chlorhydrate de morphine, bromure d'ammonium, 1 gr.

11. — Paresse pupillaire surtout à droite, accommode mal à la distance. Intelligence intacte. La douleur spontanée à la nuque persiste toujours; elle n'est point exagérée par le mouvement.

Abolition des réflexes; les matières et l'urine s'écoulent involontairement.

T. : 36°2; 48 pulsations; refroidissement. Etat semi-comateux, un peu de délire.

12. — Pas de signe de Kœrnig, pupille immobile; persistance du coma.

T. : 36°; 36°3.

13. — En épisthotonos, attitude angulaire ; a eu une épistaxis très abondante.

Amaigrissement considérable, délire par intervalles. T. : 36°1; 36°2.

14. — Langue très sale ; constipation persiste ; rien au cœur ni au poumon.

T. : 36°3 ; 36° ; pouls, 42.

15. — Coma durant toute la journée et refroidissement des extrémités. T. : 35°9, pouls, 52.

16. — Durant la nuit, la malade a présenté une crise d'excitation très intense ; est tombée de son lit ; coma et délire.

Décédée à 2 heures de l'après-midi.

Autopsie pratiquée 24 heures après.

À l'ouverture de la boîte crânienne, on constate l'intégrité absolue des méninges, qui sont légèrement ecchymotiques. À la base du cerveau, on ne constate rien d'anormal ; de même, la face convexe se présente avec son aspect habituel.

Différentes coupes pratiquées sur le cerveau ne nous permettent d'apprécier aucune lésion. Par contre, nous découvrons, au niveau du lobe droit du cervelet, une tumeur du volume d'un œuf, absolument recouverte de substance grise et n'intéressant nullement le vermis. À l'examen, la tumeur fait partie intégrante avec la substance blanche, dans laquelle elle est enclavée. Histologiquement, d'après les recherches de M. Bec, interne des hôpitaux, elle est constituée en son centre par du pus caséeux, pas de substratum fibreux ; les vaisseaux n'y pénètrent qu'à une très faible profondeur au contact de la capsule d'enkystement. Désintégration presque complète du tissu nerveux.

Le cœur et le poumon sont normaux. Rien à signaler du côté du conduit auditif, qui est absolument intact.

Nous nous trouvons donc en face d'un cas de tuberculose localisée du cervelet (*tuberculo solitario*, Guizetti) ; ayant évolué avec une extrême rapidité, et ayant abouti à brève échéance à la mort de la malade.

La céphalalgie occipitale, qui a été notée 58 fois sur 100 dans le cas de lésion du cervelet, ainsi que les troubles de la vue, 59 fois sur 100 cas, plaidaient seuls en faveur d'une lésion cérébelleuse. À côté de ces symptômes, vomissements, constipation, excitation, délire, apyrexie absolue, indiquaient nettement une lésion méningienne

En résumé, on peut considérer le cas de notre malade comme une forme fruste de tumeur du cervelet et le ranger dans la classe des cas larvés. Mais, à côté de ces exceptions, les lésions cérébelleuses se manifestent habituellement par un ensemble symptomatique si net que le diagnostic s'impose. C'est avec éclat qu'elles font leur apparition, et c'est avec brillant orchestre qu'elles évoluent : céphalée paroxystique, démarche ébrieuse, ictus cérébelleux, attitudes forcées, tels sont les éléments du syndrome cérébelleux.

La céphalalgie (1) est généralement localisée à la région occipitale. D'après Luys, elle affecte la forme intermittente pour devenir atroce dans les paroxysmes.

Dans le cas rapporté par Brissaud (2), la malade disait : « Ma tête est comme un trou dans lequel une explosion va avoir lieu ». Il n'est pas de meilleure expression pour caractériser cette céphalée spéciale que ce langage pittoresque de la malade : ce sont des douleurs explosives.

« Les lésions cérébelleuses, a dit Duchenne, de Boulogne, produisent une sorte d'ivresse des mouvements » ; la démarche est caractéristique, en zigzags pour Duchenne, *barcollante* pour les Italiens. Il existe une démarcation bien nette entre ces troubles et ceux observés dans l'ataxie, où l'incoordination est le fait essentiel, et où la fermeture des yeux exagère le symptôme amenant la chute du malade.

Luciani a comparé, avec raison, la démarche des céré-

---

(1) Déjerine. — *Sémiologie du système nerveux*, p. 917.
(2) Brissaud. — *Leçons cliniques*, p. 569.

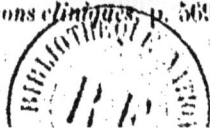

2

belleux, à celle des convalescents qui font le premier pas ;
ils festonnent, a dit Déjerine.

Les attitudes forcées sont en raison directe de la céphalalgie ; c'est pour s'éviter une recrudescence de douleur
que les malades combinent leurs attitudes. Dans certains
cas, c'est un véritable épisthotonos; on a signalé le pleu-
rosthotonos et l'emprosthotonos.

Immobilité, une sorte de contracture spasmodique,
telle est la caractéristique des attitudes des cérébelleux.

Le vertige ou ictus cérébelleux existe dans la majorité
des cas, tantôt seul, tantôt associé à la démarche ébrieuse.
Symptôme du début, il se manifeste surtout durant la
station debout, mais, en général, il n'apparaît que tardi-
vement, alors que les autres symptômes se sont déjà
manifestés ; dans ces conditions, son intensité en paraît
augmentée et il se manifeste durant la station debout,
pendant que le malade s'asseoit et même quand le malade
est dans son lit. Il réalise ce qu'indique la vieille expression de Weber : *vertigo titubans, fluctuans, gyrosa.*

Tantôt c'est une « danse en rond » des objets qui envi-
ronnent le malade, tantôt c'est son corps qui est entraîné
dans un mouvement gyratoire.

Ce n'est là que la forme habituelle du vertige ; mais
dans certains cas, il s'accompagne de perte de connais-
sance instantanée, sans cause, sans spasme, sans douleur
et la mort survient par arrêt subit du cœur ; tel est l'ictus
cérébelleux.

Ce fut la terminaison d'un cas cité par M. Grasset (1).

---

(1) *Maladies du système nerveux*, 1879, p. 281.

Luys l'aurait observé dans un quart des lésions du cervelet.

Tel est, indiqué dans ses grandes lignes, le syndrome cérébelleux que l'on rencontre dans l'immense majorité des cas. Il nous a été donné de le constater dans les deux observations suivantes.

OBSERVATION II

(Inédite)

Vers le début du mois de février 1900, se présente à la consultation gratuite un jeune garçon de 18 ans, S...., Edouard, cordonnier, qui se plaint de céphalée et de vomissements: la langue est blanche, selles irrégulières. Le malade ne voulant pas rentrer à l'hôpital, on prescrit un purgatif, de la quinine, lui recommandant de revenir quelques jours après. Nous le revoyons le 26 février, la démarche est chancelante, les vomissements et la céphalée persistent, la langue est toujours chargée, il y a, en plus, de la diarrhée. Pensant à un état gastrique, le malade est admis dans la salle des fiévreux.

Nous ne retrouvons notre malade qu'au mois de mai, au changement de service. L'état est stationnaire depuis son entrée : vomissements survenant sans efforts, céphalée persistante. Il tousse quelque peu, et présente aux deux sommets de légers craquements, surtout à gauche.

Ce qui nous frappe bientôt, c'est la tendance du malade à se coucher du même côté (côté droit), les maux de tête deviennent de plus en plus violents et le moindre mouvement est cause de vertige. L'ayant fait marcher, nous

constatons alors très nettement une démarche particulière
rappelant la démarche ébrieuse : jambes écartées, tendance à tomber à droite ; il lui est absolument impossible
de suivre une ligne droite, une rangée de moellons, par
exemple. Bientôt le malade commence à se plaindre d'une
diminution sensible de la vue du côté de l'œil droit ; ne
trouvant rien à l'éclairage oblique ni à l'ophtalmoscope,
nous l'envoyons au docteur Pansier qui constate « dix
dioptries de myopie et un léger trouble du vitré sans
lésion ophtalmoscopique autre qu'un peu de congestion
veineuse ».

Vers le début de juin, nous remarquons de l'asymétrie
de la face, due à un début de paralysie faciale. Le malade
peut encore siffler, mais le point d'exclamation est ébau-
ché, la joue est plate. Seule, la paupière supérieure ne
paraît pas atteinte, c'est donc le facial inférieur qui est
lésé. En même temps, la démarche devient en plus difficile, un amaigrissement énorme se produit et le malade
se trouve dans l'impossibilité de se lever. Surviennent
alors du côté de l'œil des troubles trophiques. La conjonc-
tive est entourée du côté externe par des phlyctènes qui
donnent à l'incision une goutte de pus épais ; douleurs
oculaires très vives, exophtalmie, et, dans les derniers
jours, panophtalmie. A signaler aussi l'hyper-contractilité
des muscles de la face, des masticateurs. Le moindre contact de la joue et des lèvres amène une contraction brus-
que de ses muscles empêchant toute mastication. La déglu-
tition devient elle-même difficile, nous songeons à une
paralysie du voile du palais, mais l'examen direct ne donne
rien.

L'état de cachexie s'accentue et, vers le 5 août, des phé-

nomènes méningitiques surviennent avec céphalée violente, puis délire ; mort assez rapide.

La vérification du diagnostic clinique : tumeur du cervelet siégeant à la partie inférieure du lobe droit et amenant une compression du vermis et des nerfs crâniens,
eut lieu le 6 août 1900. En effet, l'autopsie nous a démontré
que nous avions affaire à une tumeur du volume d'une
noix, siégeant au niveau du corps restiforme, déprimant
fortement la masse cérébelleuse dans laquelle elle était
enchâssée. L'examen histologique, pratiqué par M. Bec,
interne des hôpitaux, nous a démontré que la tumeur était
formée de cellules ramifiées, remplies presque complè-
tement par leur noyau, les prolongements paraissent
s'anastomoser en réseau. On constate de plus une abon-
dance de liquide interstitiel, ce qui nous fait penser à un
glio-myxome du cervelet

OBSERVATION III

(Inédite)

Jean Lanth.., 37 ans, chauffeur, est admis à l'hôpital
Sainte-Marthe, d'Avignon, le 10 janvier 1897. A son
entrée, le malade ne peut ou ne veut donner aucun ren-
seignement sur ses parents ; il nie de même toute maladie
antérieure et se met presque en colère quand on lui parle
de syphilis ou de toute autre maladie vénérienne. Cependant, il finit par avouer qu'il y a 3 ans, il a eu une pleurésie (Le docteur M...., qui a soigné le malade à cette
époque, a dit ensuite avoir retiré, par la ponction aspira-
trice, 3 à 4 litres d'un liquide séreux nullement purulent).

De même, le malade accuse un traumatisme assez violent : il y a environ 4 ans, il reçut sur la tête, dans la région pariétale gauche, une barre de fer du poids de 6 à 7 kilos, qui tombait d'une hauteur de 4 à 5 mètres. A la suite de ce traumatisme, il aurait eu une hémorragie buccale assez abondante.

Les symptômes observés au moment de l'entrée du malade sont : céphalée frontale intense ; raideur de la nuque, la tête est penchée vers l'épaule gauche et immobilisée dans cette position ; démarche ébrieuse ; immobilité de la pupille ; vomissements fréquents. Le malade est souvent obligé de s'arrêter, de s'appuyer contre les murs et même de s'asseoir, car les vomissements et la douleur sont provoqués par le moindre effort. Le début de ces accidents remonte à quelques mois avec des alternatives de rémission et de recrudescence.

Température oscille entre 36°4 et 37°5. Le soir, vers les 4 heures, agitation et délire.

Diagnostic : abcès du cervelet.

Entre le 12 et le 18 janvier, légère amélioration ; les symptômes principaux, vomissements et douleurs, ne se produisent qu'à l'occasion des mouvements. Le malade reste immobile dans son lit, couché en chien de fusil.

Le 18, les douleurs spontanées reparaissent de plus en plus violentes.

20. — Les douleurs deviennent intolérables, la tête est en flexion sur la poitrine et en légère rotation à gauche.

22. — Douleur devient occipitale.

25. — Le malade veut absolument sortir, on lui donne une lettre de recommandation pour M. le docteur Guichard, médecin-auriste, car depuis quelques jours, on a

constaté un écoulement purulent par le conduit auditif gauche.

29. — Le malade revient avec la note suivante de M. le docteur Guichard : « Otite moyenne suppurée, large perforation du tympan, muqueuse de la caisse hyperémiée, tendance à bourgeonner, diapason au vertex, mieux entendu du côté malade, en somme, la caisse seule paraît malade ».

30. — Le malade souffre surtout la nuit, peu le jour.

1ᵉ février. — Douleurs très violentes, vomissements fréquents et qui ont une saveur très acide.

4. — A 5 heures du soir, délire très violent ; le malade demande qu'on le tue, puis il veut se lever, aller voir ses enfants. La camisole de force est nécessaire pendant une heure environ, puis le calme revient et le malade s'endort

9. — Apophyse mastoïde est de plus en plus douloureuse à la pression pratiquée immédiatement en arrière du pavillon.

10. — Le malade passe en chirurgie.

17. — Opération. Trépanation de l'apophyse mastoïde, lavage. Il sort un peu de pus concret.

Jusqu'au 3 mars, les douleurs persistent plus violentes que jamais. Mort.

Autopsie le 4 mars.

Pleurésie purulente gauche, tuberculose du poumon gauche tout entier et du sommet droit.

Tumeur sur la face convexe (partie supérieure) du cervelet. Cette tumeur, enchâssée dans la substance cérébelleuse, affleure la surface du cervelet ; elle est excavée en godet, est dure et ferme ; sa couleur est plus grise à la périphérie qu'au centre. Volume : une noix. Sur une coupe, au centre, dégénérescence caséeuse. M. le docteur Cassin, qui l'a examinée au microscope, dit qu'elle appartient au groupe des sarcomes de la névroglie.

A côté de ces faits à groupement symptomatique très net, il existe enfin une troisième catégorie de cas, où la lésion cérébelleuse est masquée par les phénomènes d'irritation de voisinage ou de compression. Aussi le diagnostic pourra être rarement certain ; pour le faire, il faudra constater, outre la présence de certains signes, l'absence ou les anomalies de certains autres. En somme, on se basera sur la constatation du syndrome cérébelleux dans son état de pureté, sans se préoccuper des phénomènes accessoires qui sont le fait de la présence de la tumeur dans telle ou telle région.

On différenciera facilement la céphalée syphilitique, les phénomènes dus aux maladies d'estomac, *a stomacho læso* ; enfin le vertige de Ménières, certaines formes de neurasthénie, l'ataxie locomotrice, la maladie de Friedreich, offriront parfois un peu plus de difficultés au point de vue du diagnostic différentiel. Cependant, comme dans les cas où il existe, en même temps que la tumeur cérébelleuse, des phénomènes complexes dus à la compression, il faut uniquement se baser sur la présence ou l'absence du faisceau symptomatique de la lésion cérébelleuse.

CHAPITRE II

SIÈGE DE LA LÉSION

Un fait important domine la symptomatologie du cervelet, indiqué par Nothnagel, surtout quand il s'agit de déterminer le siège de la lésion. La présence ou l'absence de la titubation indiquent une altération ou non du vermis. Elle existe dans l'immense majorité des cas et est pathognomonique de la lésion. Cependant, certains auteurs, Gintrac (1) et Gribbon (2), ont cité plusieurs observations où, le vermis étant atteint, ils n'avaient point constaté de titubation. Dans ces conditions, il est aisé d'admettre qu'ils avaient eu affaire à des tumeurs à développement graduel excessivement lent, qui avaient réalisé ce que l'on observe pour les nerfs : isolement des faisceaux, écartement sans destruction ni compression des éléments cérébelleux (Virchow).

La difficulté est bien plus grande quand il s'agit de déterminer le siège de la tumeur dans l'un ou l'autre hémisphère cérébelleux. Certains auteurs anglais, en se basant sur l'expérimentation, ont cependant constaté que, du côté ou siège la tumeur, il existe une exagération des

---

(1) Gintrac. — T. IV, p. 708.
(2) Gribbon. — *The Lancet*, 18 mars 1878.

réflexes. De plus, la douleur est plus violente de ce côté-là, en conséquence l'attitude sera corrélative. Enfin on constaterait de la parésie.

Dans certains cas, comme l'indique M. le professeur Raymond (1), le diagnostic du siège de la lésion est facilité largement par les rapports du cervelet, par sa face inférieure, avec la partie latérale du segment inférieur de la protubérance : c'est-à-dire, avec le territoire où se trouvent réunies la VIe. la VIIe et la Ve paires.

En résumé, pour déterminer le siège de la lésion, il importe surtout de tenir compte des phénomènes accessoires, et des troubles qui peuvent être la conséquence obligée du voisinage de la tumeur, tels que troubles auditifs, oculaires, etc.

_____

(1) Raymond.-- *Cliniques des maladies du système nerveux*, p. 135, IIIe série.

CHAPITRE III

NATURE DE LA LÉSION

Nombreux sont les auteurs qui ont essayé de déterminer la nature des lésions du cervelet au point de vue diagnostic. A ce sujet, nous n'avons garde d'omettre les travaux de Nothnagel, Berhein et Simon. Analogie entre les tumeurs du cervelet et celles du cerveau, telle est la conclusion de ces auteurs. Nous retrouverons donc: a) des néoplasies infectieuses et, en première ligne, la tuberculose. Dans un premier cas, le tubercule se développe avec une très grande rapidité, sans autre localisation organique. C'est ce que nous a démontré la première observation citée. Dans ces conditions, en admettant qu'on ait les éléments d'un diagnostic de lésion cérébelleuse, il est très difficile d'arriver à la détermination de la nature et l'on songe bien plus volontiers à la formation d'un abcès.

Cependant le tubercule n'évolue pas toujours avec cette forme rapide et localisée. La fréquence en est relativement plus grande chez les enfants; de plus, l'évolution en est beaucoup plus lente, ce n'est qu'au moment de la puberté ou de l'adolescence que les accidents débuteront et que les symptômes se manifesteront progressivement. Enfin, il ne sera pas rare d'observer des poussées méningitiques.

Les antécédents du malade, l'étiologie de son affection seront de puissants auxiliaires quand il s'agira de déterminer la nature d'une lésion cérébelleuse. Cependant, rien n'est plus infidèle. Dans la IIIe observation citée, l'étiologie nous avait appris que le malade avait eu un traumatisme assez violent de la région pariétale gauche; de plus, lésions tuberculeuses de son poumon.

Il nous semble que les conditions normales de l'infection tuberculeuse du cervelet étaient réalisées : lieu de moindre résistance secondairement au trauma, appel du bacille de Koch qui se trouvait déjà dans cet organisme. L'autopsie vient nous démontrer qu'il n'en est rien, et, qu'au lieu du tuberculose, nous nous trouvons en face d'un glio-sarcome. Dans la seconde observation citée, il en est de même : adolescent avec des sommets déjà atteints de tuberculose, syndrome cérébelleux ; rien de plus raisonnable que de songer à une formation tuberculeuse dans son cervelet. L'examen *post mortem* nous montra un glio-myxome.

Dans ces conditions, rien de plus hasardeux que d'affirmer catégoriquement la nature tuberculeuse d'une tumeur du cervelet, en ne se basant que sur ce qui paraît rationnel, c'est-à-dire sur l'étiologie. La plus grande circonspection nous paraît nécessaire à cet égard.

Pour ce qui est de la syphilis, elle affecte souvent la forme de méningite chronique et non celle de tumeur circonscrite. Son siège est habituellement basilaire.

Cependant, dans ce cas, ce qui permettra de faire parfois un diagnostic rétrospectif, c'est le traitement anti-syphilitique : en effet, comme l'a dit Fournier « c'est la pierre de touche de la vérole ». Enfin, des accidents dus à une tumeur syphilitique développée au niveau du cervelet n'évoluent pas sans autres stigmates, sans signature de l'affection.

b) Néoplasies gliomateuses. — Dans ce groupe, on trouve à côté de tumeurs bénignes, gliôme, anomalie trophique des éléments du névraxe, des tumeurs malignes, l'encéphaloïde, le squirrhe, le cancer mélanique, les sarcomes.

Nous citerons, pour mémoire, les kystes hydatiques (Sonnenburg), les endothéliomes (Toché), et les névromes médullaires (Camescasse).

Dans tous ces cas, le diagnostic de la nature de la tumeur ne peut être qu'approximatif et ne peut se baser que sur l'évolution, plus ou moins rapide, de la lésion et des accidents plus ou moins brusques dont elle est la source.

CONCLUSIONS

Le syndrome cérébelleux est fonction de la localisation de la tumeur et non de sa nature. C'est sur lui que doit reposer le diagnostic, et avec lui seul que le clinicien peut arriver à la détermination de la localisation d'une tumeur du cervelet.

Les phénomènes de compression ou d'irritation ne peuvent qu'indiquer approximativement le siège de la lésion.

BIBLIOGRAPHIE

ANDRAL. — Cliniques médicales. Paris, 1840. — Cours de pathologie
interne. 1848.

LUYS et OLLIVIER. — *Arch. gén. de Médecine*, 1865.

JŒFFERT. — Thèse, 1872.

NOTHNAGEL. — Maladies de l'encéphale. — Topische Diagnostik der
Gehirnskrankheiten. Berlin, 1879.

CUBASU. — Die tuberculose des Kleinhirns. Inaug. dissert, Zurich, 1873.

FERBER. — Beiträge zur Symptomatologie und diagnose des Kleinhirntumoren. Marbürg, 1875.

BERNHEIM et SIMEU. — Contribution à l'étude clinique des tumeurs
du cervelet. *Revue Médicale de l'Est*, 1873, 1887.

ROBIN (A.). — Thèse d'agrégat., 1883.

CHIPAULT. — Soc. Anat., novembre 1888, 31 fasc.

TOCHÉ. — Thèse, 1888.

CAMESCASSE. — Soc. Anat., mars 1886.

ELSTEIN. — *Virchow's Archiv.*, XLIX Bd.

SONNENBURG. — Fall von echinokokkus des Kleinhirns. *Berlin Kli-
nische Vochenschrift,* n° 6, f. 155, 9 fév, 1891.

SILVA (B.). — Un caso di ascesso cerebellare. *Riforma Méd.*, 10 avril
1891.

SOBOTKA (J.). — Ueber einen fall von glioma cerebelli. *Prague med.
Wochensch.*, n° 29, 1891.

VELIMIROVITCH. — Soc. Anat., avril 1891.

JOURDANET. — Contribution à l'étude des abcès du cervelet. Thèse de
Lyon, 1891.

LUCIANI. — Il cervelletto : nuovi studi di fisiologia normale et patho-
logica. In-8°, 320 p., Florence, 1892.

Guizzetti (P.). — Ipotermia in un caso di tubercolo solitario del cervelletto comprimate il bulbo ed il ponte experimentale, 30 avril 1892.

Bottard. — Abcès du cervelet. *Normandie Médicale*, 15 nov, 1887.

Bressler.—Abcès du cervelet. *Philadelphie Med. Times*, 1er août 1888

Hedinger. — Abcès cérébral. *Arch. otol. N. Y.*, t. XIV, 1885.

Lelarge. — Contribution a l'étude des lésions du cervelet. Symptomatologie et diagnostic. Thèse de Paris, 1881.

Macewen. — Abcès du cervelet. *Arch. of otol.*, t 'III, 1889.

Mathewson (De Brooklyn). — Abcès du cervelet. *Ann. de laryng. otol.* Gouguenheim, p. 317, 1882.

Parker (R.-W.). — Abcès cérébelleux. *Médic Times and Gaz.*, t. II, p 395, septembre 1885.

Politzer. — Traité des maladies des oreilles. Traduction française du docteur Joly, de Lyon.

Pomeroy. — Abcès du cervelet. *Tr. an, otol.*, New Bedford, 1885.

Smith. — Abcès du cervelet. *Ann. de laryng. otol.*, Gouguenheim, p. 361, 1889.

Steward. — Abcès du cervelet. *Lancet*, 25 août 1888.

Pacetti (G.). — Contributo alla patologia de tumori cerebrali. *Policlinico*, 1er février 1894.

Arndt (M.). — Zur pathologie des Kleinhirns. *Archiv. f. psych.*, XXVI, 2, 1894.

Bruns (L.). — Zur differentiellen diagnose Zwischen des Tumoren der Vierhügel und des Kleinhirnes. *Arch. f. psych.*, XXVI, 2, 1894.

Fellizzi (G.). — Sulle degenerazioni secondarie a lesioni cerebellari; nota preventiva. *Riv. sperim. di freniatr. e di med. leg.*, XXI, 1, 1895.

Brissaud. — Leçons sur les maladies nerveuses. Paris, 1895, p. 561. Salpétrière, 1893-94.

Plancke. — Complications des affections auriculaires. Th. Paris, 1896.

Friedeberg (W.). — Zur symptomatologie der Kleinhirnerkrankungun. *Berl. Klin. Wochensch*, 19 août 1896.

Lepine (R.). — Hémorragie cérébelleuse. *Lyon-Méd.*, 24 mai 1896.

DONATH (S.) — Un cas de lésion cérébelleuse avec autopsie. *Wien. med. Wochensch.*, 11 et 18 juillet 1896.

LLOYD (S.). — Un cas de tumeur cérébelleuse où l'opération fut refusée. *Ann. jour. of the med. Scienc.*, septembre 1896.

OPPENHEIM (H.). — Diagnostic différentiel de l'abcès du cerveau. *Berlin. Klin. Wochensch.*, 9 et 16 novembre 1896.

LOGEREAU. — Contribution à l'étude des abcès du cervelet consécutifs aux otites. Thèse Paris, 1896.

PARKIN (De Hull.). — Tumeur du cervelet. *Sem. Méd.*, 1896, p. 507.

CHATELIER. — Bull. de la Société anatomique, 1897, p. 450.

TRÉNEL et ANTHEAUME. — Un cas de gliome volumineux du cervelet (symptômes de compression et phénomènes hallucinatoires). *Archives de Neurologie*, juillet 1897.

GRAZIA (F. de). — Grosso glioma dell'emisfero sinistro del cervelletto, con i sintomi di deficienza funzionale cerebellare, senza lesioni della corteccia e del vie efferenti del cervelletto. *Riforma med.*, 2 et 3 septembre 1897.

NETTER et DELPEUCH. — *Bull. Soc. anat.*, 1898.

NETTER et DELPEUCH. — Abcès du cervelet. *Soc. anat.* 28e fasc., octobre 1888.

Société de chirurgie, séance du 30 nov. 1898. Rap. de M. Picqué.

TRÉNEL. — Tumeur du cervelet. Société anat., mai 1898, p. 388.

GALLI (P.). — Tumore peduncolato del cervelletto. *Arch. ital. di clin. med.*, 15 octobre 1898.

BÖTTIGER (A.). — Zur casuistik der Kleinhirntumoren. *Neurol. Centr. Bl.*, 15 mars 1898.

CARSON (M.-N.-B.). — Tumeur cérébelleuse. *Ann. of Surgery*, septembre 1898.

SCHMIDT. — Tumeur du cervelet. *Wien. Klin. Woschensch.*, 22 décembre 1899.

RAYMOND. — Cliniques des maladies du système nerveux. Salpêtrière, 1896-97, p. 77.

SPILLER (W.-G.). — Four cases of cerebellar disease (one autopsy) with reference to cerebellar hereditary ataxia. Brain, LXXVI, 1897.

Russel (J.-B.). — The direction of rotation in cerebellar affections. *Brit. Med. Journ.*, 10 avril 1897.

Grazia (F. de). — Sul modo come si comportano le cellule della corteccia cerebrale e cerebellare, in seguito a facolai distruttivi ed a grossi tumori della sostanza bianca. *Rif. Med.*, 22 et 23 juillet 1898.

Grazia (F. de). — Alterazioni della corteccia cerebellare in un caso di tumore dei lobi temporali ed occipitale comprimente il cervelletto con sindrome para cerebellare. *Rif. Med.*, 10 et 17 août 1898.

Francesco (G. de). — Contributo allo studio della patologia cerebellare. *Gazz. degliosped*, 8 mai 1898.

Bianchi (S.). — Contributo clinico alla fisiopatologia cerebellare e osservazioni sulle critiche del Thomas alla dottrina del Luciani. *Riv. sperim. di freniatr. e di med. leg.*, XXIV, 2.

Sander (M.). — Ein pathologisch-anatomischer Beitrag. Zur function des Kleinhirns. *Deutsche Zeitsch. f. Nervenheilk.*, XII, 5-6, 1898.

Kallmeyer (B.). — Zur casuistik der ausgeheilten fälle von solitär-tuberkel des kleinhirns bei Erwachsenen. *Berlin Klin. Wochensch.*, 2 janvier 1899. — Un cas de tubercule solitaire du cervelet chez une femme adulte, terminé par la guérison.

Dieulafoy. — Abcès du cervelet (Etude médico-chirurgicale). *Presse Médicale*, mercredi 27 janvier 1900, t. 1, n° 3

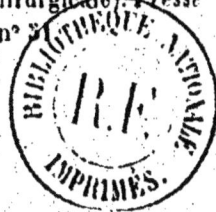

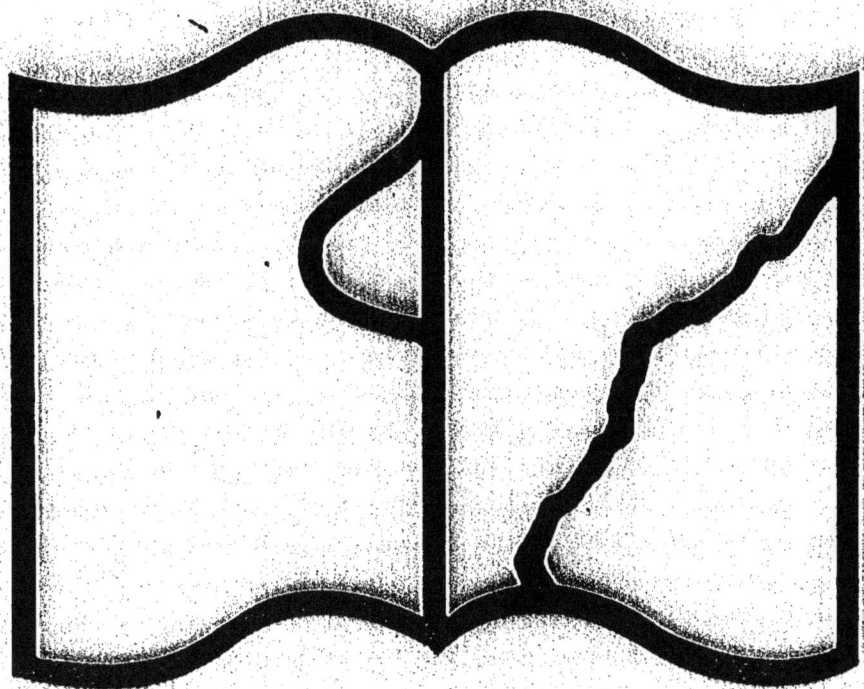

Texte détérioré — reliure défectueuse

NF Z 43-120-11

www.ingramcontent.com/pod-product-compliance
Lightning Source LLC
Chambersburg PA
CBHW060503210326
41520CB00015B/4083